AF884541

SITZUNGSBERICHTE DER DEUTSCHEN AKADEMIE
DER WISSENSCHAFTEN ZU BERLIN

Klasse für medizinische Wissenschaften
Jahrgang 1950 Nr. 4

JOHANNES DOBBERSTEIN

WESEN UND AUFGABEN EINER VERGLEICHENDEN PATHOLOGIE

1951

AKADEMIE-VERLAG BERLIN

Vorgetragen in der Gesamtsitzung vom 30. Nov. 1950
Zum Druck genehmigt am gleichen Tage, ausgegeben am 31. Oktober 1951

Erschienen im Akademie-Verlag GmbH., Berlin NW 7, Schiffbauerdamm 19
Lizenz-Nr. 202 · 100/17/51
Satz und Druck: Deutsche Wertpapier-Druckerei VEB, Leipzig, III/18/185
Bestell- und Verlagsnummer: 2010/50/II/4
Preis: 1,30 DM
Printed in Germany

Daß bei Tieren Erkrankungen vorkommen, und daß Krankheiten der Tiere auch auf den Menschen übergehen können, ist eine uralte Erfahrung, die sich auch *literarisch* leicht belegen läßt. Ich verweise nur auf die Ilias, das alte Testament und den Veterinärpapyrus von Kahun. Selbst in prähistorischer Zeit sind Tierkrankheiten vorgekommen, wie die Untersuchungen an den Skeletten der Höhlenbären aus der Drachenhöhle von Mixnitz (*Abels*) gezeigt haben. Heute wissen wir, daß das „krank werden können" genau so zu den Eigenschaften der lebenden Substanz gehört wie das „geboren werden" und das „sterben müssen". Krankheit ist nur eine unter besonderen Bedingungen vor sich gehende Form des Lebens, die man daher in gleicher Weise bei Pflanzen wie bei Tieren antreffen kann.

Am besten bekannt sind uns, abgesehen vom Menschen, natürlich die *Krankheiten der Haustiere* und der *Kulturpflanzen.* Jeder Landwirt, jeder Weingärtner, jeder Forstwirt kennt Dutzende von Pflanzenkrankheiten. Bei Krebsen, Seidenraupen, Bienen, Fischen, beim Hausgeflügel und bei den Haussäugern kommen Krankheiten in großer Zahl vor. Wenn demgegenüber unsere Kenntnisse von den Krankheiten der in *freier Wildbahn lebenden Tiere* wesentlich geringer sind, so liegt das hauptsächlich daran, daß sich das kranke Tier instinktmäßig versteckt, häufig auch dem Raubwild zum Opfer fällt und sich dadurch unserer Beobachtung entzieht. Weil man kranke Tiere in der Wildnis nur selten beobachten kann, deshalb wird häufig angenommen, daß Krankheiten mehr oder weniger eine Begleiterscheinung der Kultur und der Domestikation seien. Der primitive Wilde oder das wilde Tier sollen eine wesentlich robustere Gesundheit besitzen als der Kulturmensch bzw. das Haustier und deshalb auch seltener erkranken. Das trifft in dieser Form nicht zu. Wenn eine Tierart für eine bestimmte Krankheit überhaupt empfänglich ist, dann besteht zwischen domestiziertem und wildem Tier kein wesentlicher Unterschied im Verlauf der Krankheit.

Die *Tuberkulose* ruft beim Wisent, beim amerikanischen Bison, beim afrikanischen Büffel genau die gleichen, häufig sogar noch schwerere Organveränderungen hervor wie beim Hausrind. Als die *orientalische Rinderpest* 1890 von Indien nach Ostafrika eingeschleppt wurde, fielen ihr nicht nur die primitiven Hausrinder der dortigen Nomaden zum Opfer, sondern auch der größte Teil der Wildbüffel. Wilde Caniden (Wolf, Fuchs) fallen der *Tollwut* genau so zum Opfer wie Haushunde. Die *Schweinepest* befällt in gleicher Weise Hausschweine wie Wildschweine. Die *Räude* verläuft bei Gemsen genau so gefährlich wie bei Ziegen. Jeder Jäger weiß, daß Wildkrankheiten erhebliche Verluste unter den Beständen hervorrufen können.

Daß die *Domestikation* die Konstitution unserer Haustiere bis in die neueste Zeit hinein noch so wenig beeinflußt hat, wird verständlich, wenn man berücksichtigt, daß für die meisten Haustiere die Domestikation noch nicht sehr lange zurückliegt, und daß alle Haustiere auch nach ihrer Domestikation noch sehr lange als primitive, der Wildform sehr nahe stehende Rassen gehalten wurden. Deshalb können unsere Haustiere auch heute noch schnell wieder verwildern.

Nun muß für gewisse Krankheitsgruppen, besonders die *Infektions-* und *Invasionskrankheiten*, allerdings zugegeben werden, daß sie bei den Kulturrassen häufiger und verlustreicher auftreten als bei frei lebenden Tieren. Das hat aber nichts mit einer größeren Empfänglichkeit der Kulturrassen zu tun, sondern ist vornehmlich die Folge einer *gesteigerten Ansteckungsmöglichkeit* infolge einer zu starken Ansammlung von Individuen derselben Art auf zu engem Raum. Jedem Pflanzenzüchter sind die Gefahren, die Bodenmüdigkeit und Monokultur für die Gesundheit der Bestände mit sich bringen, bekannt. Wir müssen uns darüber im klaren sein, daß in der unberührten Natur jedes Lebewesen — ganz gleich ob Pflanze oder Tier — eine bestimmte Bodenfläche als Lebens- und Nahrungsraum benötigt und diesen

Raum auch zäh verteidigt. Selbst bei ausgesprochenen *Herdentieren* wie Affen, Schweinen oder Wiederkäuern geht die Größe der Herde niemals über eine bestimmte Anzahl von Individuen hinaus. Wird die Herde zu groß, so teilt sie sich, und jeder Teil sucht sich sein eigenes Nahrungsgebiet. Ausnahmsweise kann es allerdings unter besonders günstigen Umweltverhältnissen bei schnell sich vermehrenden Tierarten, z. B. verschiedenen Nagetieren wie Feldmäusen oder gewissen Murmeltierarten (Lemminge) zu einer starken Überbesetzung eines Gebietes kommen. Die Folge ist dann regelmäßig das Auftreten akuter Seuchen, durch die das ursprüngliche Zahlenverhältnis bald wieder hergestellt wird. *Seuchen sind also biologisch gesehen ein Mittel, durch das die Natur regulierend in den Tier- und Pflanzenbestand eingreift, um eine Übervölkerung mit all ihren Gefahren zu verhindern.* Daraus ergibt sich für die Praxis, daß jede Monokultur — ganz gleich, ob es sich um Pflanzen oder Tiere handelt — mit *erhöhten Aufwendungen* für die Krankheitsverhütung verbunden sein muß. Groß- und Riesenbestände sind an sich naturwidrig. Je größer der Bestand wird, desto höher steigen die Kosten für die Seuchenverhütung an, desto größer werden auch die Verluste beim Ausbruch von Seuchen, bis schließlich die Rentabilitätsgrenze erreicht oder überschritten wird.

Wir können jetzt auch verstehen, warum sich Herdentiere, und das sind fast alle unsere Haustiere, noch eher auf begrenztem Raum halten lassen, als ausgesprochen einzeln lebende Tiere. Herdentiere müssen von Natur aus eine größere Widerstandsfähigkeit gegenüber Seuchen haben, wenn überhaupt ein Zusammenleben in der Herde möglich sein soll. Der Betrieb einer Nerz- oder Fuchsfarm ist daher wesentlich schwieriger und kostspieliger als der einer Schaf- oder Rinderfarm. Es ist kein Zufall, daß die einzigen Haussäuger, die keine Herdentiere sind — nämlich Hund und Katze —, auch von uns fast immer nur in der Einzahl gehalten werden.

Außer den Seuchen kommt noch einer zweiten Krankheitsgruppe im Haushalt der Natur eine besondere Bedeutung zu, nämlich den *Säuglings-* und *Jungtierkrankheiten.*

Die moderne Tierzucht klagt besonders darüber, daß die Säuglings- und Jungtiersterblichkeit bei unseren Haustieren zu hoch sei. Wie sieht dieses Problem vom Standpunkt der vergleichenden Pathologie aus? Eine einfache Überlegung zeigt, daß eine völlige verlustlose Aufzucht von Jungtieren bei keiner Wirbeltierart möglich ist und auch in Zukunft niemals möglich sein wird. Auch die Natur arbeitet nicht fehlerlos und ein gewisser Produktionsausschuß — hierzu gehören z. B. die Mißbildungen — kommt auch bei ihr vor. Darüber hinaus muß der Organismus des Neugeborenen sich nach der Geburt mit vielen schädlichen Einwirkungen der Umwelt abfinden. Nicht alle neugeborenen Tiere aber besitzen die Fähigkeiten, sich in diesem Kampf ums Dasein behaupten zu können; sie leiden an *Lebensschwäche* und werden von der Natur ausgemerzt, weil anderenfalls durch derartige Minusvarianten sehr bald eine Verschlechterung der Eigenschaften der betreffenden Art eintreten müßte. *Säuglings- und Jungtierkrankheiten sind wenigstens zum Teil, biologisch gesehen, notwendig, um die Gesunderhaltung der Erbmasse zu sichern.* Durch sie erreicht die Natur es, daß, im ganzen gesehen, nur vollwertige Individuen zur Fortpflanzung kommen. Mit Recht haben die bedeutendsten Züchter zu allen Zeiten immer wieder eine „harte Aufzucht" gefordert.

Wir müssen uns nun fragen, wie hoch diese unabwendbaren Verluste sind. Als Maßstab können wir die Verhältnisse beim Menschen nehmen. Im Jahre 1904 starben noch rund 18½% aller Säuglinge, im Jahre 1928 betrug die Säuglingssterblichkeit beim Menschen noch rund 9%. Wenn daher in einem Schweinebestand eine Saugferkelsterblichkeit von 10—12% auftritt, so wird man das als unvermeidbaren Verlust vorläufig hinnehmen müssen, während eine solche von 25% als zu hoch bezeichnet werden muß. Im übrigen liegt die Säuglingssterblichkeit beim Pferde heute noch bei 16%.

Bisher hat sich die vergleichende Pathologie in der Hauptsache darauf beschränkt, *Erkrankungen der Tiere mit denen des Menschen zu vergleichen.* Der Mensch war auch hier zuerst einmal das Maß aller Dinge. Diese anthropozentrische Einstellung ist ohne weiteres verständlich, denn die Humanmedizin ist die älteste der medizinischen Wissenschaften, deren Vorstellungen, deren Methodik und Terminologie von der erst viel später auftretenden Veterinärmedizin und der Phytopathologie sinngemäß übernommen wurden.

Die eigentliche Aufgabe einer vergleichenden Pathologie kann aber mit einer systematischen Erforschung der tierischen Erkrankungen und ihrem Vergleich mit den entsprechenden Krankheiten des Menschen noch nicht erschöpft sein. Das ist, wie bei jeder vergleichenden Wissenschaft so auch hier, nur die unerläßliche Grundlage (DOBBERSTEIN). Nicht auf einen Vergleich der tierischen Krankheiten mit denen des Menschen kommt es an, sondern die Aufgabe der vergleichenden Pathologie besteht darin, eine bestimmte Krankheit des Menschen und die ihr entsprechenden (homologen) Krankheiten der Tiere *miteinander* zu vergleichen, die allen Arten gemeinsamen Erscheinungen zu ermitteln und die Abweichungen, die das Krankheitsbild bei der einen oder anderen Art aufweist, auf die Besonderheiten des anatomischen Baues, der besonderen Reaktion der Organe, auf die Umweltverhältnisse oder sonstige nur für diese Tierart zutreffende Einflüsse zurückzuführen. Nicht der Krebs des Menschen oder der des Hundes oder der der Maus, sondern der Krebs des Säugetieres schlechthin ist das Problem der vergleichenden Pathologie. Sie ist in diesem Sinne eine auf breitester Basis durchgeführte allgemeine Krankheitslehre. Sie hat, mit anderen Worten, die Aufgabe, aus der Vielheit der Erscheinungen eines bestimmten Krankheitsbildes die bei allen Tierarten immer wiederkehrenden Befunde herauszuarbeiten.

Mit einer derartigen Forschungsrichtung ist zwangsläufig sofort auch ein anderes Problem verbunden. Die höheren Tiere haben sich bekanntlich aus einfacher gebauten Lebewesen erst allmählich bis zur heutigen Höhe ihrer Organisation entwickelt; es liegt die Annahme nahe, daß sich auch diejenigen Reaktionen der lebenden Substanz, die wir schlechtweg als Krankheit bezeichnen, allmählich herausgebildet haben.

Wenn wir z. B. berücksichtigen, daß ein aus Knochengewebe bestehendes Skelett noch nicht bei allen Wirbeltieren vorhanden ist, so ist ohne weiteres klar, daß die verschiedenen Knochenkrankheiten, die wir heute kennen, auch erstmalig bei den ein eigentliches Knochengewebe ausbildenden Wirbeltieren auftreten konnten, mithin bei Knorpelfischen, wie den Haifischen und Rochen noch nicht vorkommen können. Solange kein in Arterien, Venen und Kapillaren gesondertes Gefäßsystem vorhanden ist, kann es ja auch keine Arterienkrankheiten geben. Da das Rückenmark entwicklungsgeschichtlich älter als das Gehirn ist, konnten Rückenmarkskrankheiten auch schon lange vor den Gehirnkrankheiten auftreten.

Mit fortschreitender Höhe der Entwicklung werden sich auch jene Reaktionen, die wir Krankheiten nennen, immer verwickelter gestaltet haben. Dieser Entwicklung nachzugehen, indem man bestimmte Veränderungen von den höchst organisierten Tieren bis herab zu immer einfacher gebauten Organismen studiert, dürfte eine weitere wesentliche Aufgabe der vergleichenden Pathologie sein. Sie besteht mit anderen Worten darin, die *Entwicklungsgeschichte der Krankheit* zu erforschen.

Ich möchte zuerst einmal die Möglichkeiten, die eine vergleichende Betrachtung von Krankheitsprozessen bietet, an einem praktischen Beispiel vor Augen führen und wähle dafür die *Geschwülste*, besonders den Krebs.

Wir können feststellen, daß die einzelnen Formen der Geschwülste bei allen Wirbeltieren, vom Menschen bis herab zu den Knorpelfischen auftreten. Es kann ferner als erwiesen angesehen werden, daß die Geschwülste bei den verschiedenen Wirbeltieren immer unter dem gleichen Bilde auftreten. Ein Hornkrebs sieht bei der Maus oder beim Huhn nicht anders aus als beim Frosch oder beim Menschen. Das gleiche Gewebe bildet bei allen Wirbeltieren auch immer die gleiche Geschwulstform, das ist selbst dann der Fall, wenn dieses Gewebe zufällig für den Aufbau besonderer, nur dieser Tierart zukommender Organe benutzt wird. Bei dem Selachier treten z. B. in der Haut eigenartige, aus Zahnsubstanz bestehende Gebilde — die Placoidschuppen — auf, die entwicklungsgeschichtlich als Vorstufe der Zähne der übrigen Wirbeltiere angesehen werden. Gehen von diesen Placoidschuppen Geschwülste aus, dann entsprechen sie vollkommen den Zahngeschwülsten (Odontomen) der Säugetiere.

Auch in dem Verhalten der Geschwülste gegenüber dem Gesamtorganismus bestehen für die einzelnen Tierarten keine Unterschiede. Geschwülste, die beim Menschen als gutartig erkannt sind, haben diese Eigenschaft auch bei Tieren; Geschwülste, die beim Menschen zur schrankenlosen Ausbreitung im Körper neigen, tun dies auch beim Tier. Geschwülste, die beim Menschen vorwiegend im Alter auftreten, wie der Krebs, zeigen diese Eigenschaft auch bei allen Tieren. Insoweit herrscht zwischen den Geschwülsten aller Tiere weitgehende Übereinstimmung.

Die nächste Frage würde lauten: Sind Geschwülste beim Tier genau so häufig wie beim Menschen, bzw. sind sie bei den einzelnen Tierarten gleich häufig? Hier läßt sich bei den unzureichenden Unterlagen noch kein klares Bild gewinnen. Die allgemeine Erfahrung zeigt, daß Geschwülste bei Tieren durchaus nichts Seltenes sind. Der Anteil der Geschwulstträger berechnet auf die Population ergibt nach Bruhns für das Pferd: 0,3% und für das Rind: 0,34%, Zahlen, die wenigstens der Größenordnung nach mit dem für den Menschen von Fischer angegebenen Wert von 0,26% übereinstimmen. Legt man dagegen die Sektionsstatistiken zugrunde, dann ergibt sich eigentlich nur für den Hund ungefähr die gleiche Geschwulsthäufigkeit wie beim Menschen, während die Zahlen für alle anderen Haustiere (Pferd: 1,25%, Rind: 1,6%, Katze: 1,5%, Huhn: 3%) weit hinter den für den Menschen angegebenen Werten zurückbleiben, was aber auch nur der Ausdruck einer ganz anderen Altersstaffelung unserer Haustierbestände sein kann. Die bisher vorliegenden Zahlen beweisen wenigstens noch nicht, daß die Geschwülste bei Tieren wesentlich seltener als beim Menschen sind.

Auffälliger werden die Unterschiede zwischen den einzelnen Tierarten schon, wenn wir die relative *Häufigkeit der einzelnen Geschwulstformen* betrachten. So entfallen von den bösartigen Geschwülsten beim Menschen etwa 90%, beim Hunde aber nur 50% auf den Krebs. Beim Vogel verhalten sich die Karzinome zu den Sarkomen nur noch wie 5 : 7 (Joest und Ernesti) und beim Fisch sind die Sarkome nach Lucké und Schlumberger häufiger als alle übrigen Geschwulstformen.

Wichtig für eine vergleichende Betrachtung der Geschwülste ist auch die *Häufigkeit*, mit der Geschwülste *in den einzelnen Organen* auftreten. Für den Krebs kann als gesichert angesehen werden, daß jede Tierart besondere Lieblingsstellen für die Krebsentstehung aufweist. So kommt der Brustdrüsenkrebs außer beim Menschen nur noch beim Hunde häufiger vor, bei dem er rund ¼ aller Brustdrüsengeschwülste ausmacht; bei allen anderen Säugern gehört er offensichtlich zu den allergrößten Seltenheiten. Diese wechselnde Organfrequenz des Krebses ist wissenschaftlich sehr interessant, wenn wir sie auch heute noch nicht befriedigend erklären können (DOBBERSTEIN).

Die vergleichende Pathologie wird sich ferner mit der Frage zu beschäftigen haben, bei welcher Höhe der tierischen Organisation Geschwülste erstmalig nachweisbar sind. Bisher kennen wir echte Geschwülste nur bei Wirbeltieren. Vereinzelte Mitteilungen über „geschwulstartige" Wucherungen bei Insekten bedürfen noch näherer Klärung. Die Aussicht, spontane Tumoren bei wirbellosen Tieren zu Gesicht zu bekommen, ist sehr gering. Die Frage wird sich daher wohl nur experimentell klären lassen. In Betracht kämen zuerst einmal höher organisierte, langlebige Tierarten, wie Muscheln, Tintenfische, höhere Krebse, Seesterne, bei denen man die bekannten Methoden der künstlichen Geschwulsterzeugung in Anwendung bringen könnte. Solche Versuche würden auch zur Klärung der Frage beitragen, ob die Sarkome bei niederen Tieren tatsächlich häufiger als die Krebse sind.

Damit sind wir aber bereits bei der Statistik angelangt, der in der vergleichenden Pathologie eine große Bedeutung zukommt. Genauere statistische Untersuchungen über die *Altersstaffelung* (*Absterbestatistik*) sowie die Häufigkeit bestimmter Krankheiten bei den verschiedenen Tierarten sind nicht nur rein wissenschaftlich, sondern auch praktisch von großem Wert. Wir wissen z. B., daß das Wachstum der Tiere nach bestimmten Gesetzen erfolgt (BERTALANFFI). Es wäre nun wichtig, festzustellen, ob auch der Eintritt des Alterns und das Sterben einer Population einer ähnlichen Gesetzmäßigkeit unterworfen ist. Bisher fehlen uns selbst für den Hund, der doch als einziger unter unseren Haustieren ein eigentliches Greisenalter erreicht, noch zuverlässige Unterlagen. Die meisten Haustiere werden bereits lange vor Erreichung eines Greisenalters aus wirtschaftlichen Gründen getötet. Lediglich beim Pferde läßt sich aus den vorhandenen Unterlagen eine ungefähre Absterbestatistik für die mittleren Lebensjahre, also etwa vom 5. bis zum 15. Lebensjahre, aufstellen, die einen ähnlichen Verlauf wie beim Menschen zeigt.

Um aber brauchbare Unterlagen über das Altern und die Alterskrankheiten bei Tieren zu gewinnen, müßte man schon dazu übergehen, eine Anzahl von Tieren einer Art bis zu ihrem natürlichen Lebensende zu halten. Bisher hat allerdings noch niemand den Versuch gemacht, etwa eine Herde von 30 Schweinen so lange zu halten, bis das letzte Tier eines natürlichen Todes gestorben ist.

Mit der Statistik eng zusammen hängt die Frage nach der *Häufigkeit der verschiedenen Krankheiten bei den einzelnen Tierarten.* Für das Auftreten bestimmter Krankheiten sind mehrere Faktoren von Bedeutung. Zuerst einmal wäre die Umwelt, in der das Tier lebt, zu berücksichtigen. Bei Wassersäugern, wie Walen und Robben, werden gewisse Krankheiten fehlen, die bei Wüstentieren oder Tieren des Urwaldes vielleicht sehr häufig sind, und umgekehrt. So sind die durch Schimmelpilze verursachten Erkrankungen der Respirationsorgane beim Wassergeflügel sehr häufig, bei Hühnervögeln als Steppenbewohnern dagegen auffällig selten. Sodann sind der besondere anatomische Bau und die Ernährungsweise für die Entstehung von Krankheiten von wesentlichem Einfluß. Der mehrhöhlige Magen der Wiederkäuer bedingt besondere, nur dem Wiederkäuer zukommende Erkrankungen. Man spricht in diesem Sinne auch direkt von Krankheiten der Wiederkäuer, der Nagetiere, der Fleischfresser usw. Ganz unabhängig von diesen Verhältnissen findet man aber auch, daß gewisse Krankheiten nur bei den Mitgliedern einer einzigen Gattung oder bei nahe verwandten Arten einer Familie vorkommen (artspezifische Krankheiten). Ihnen stehen wieder Krankheiten gegenüber, die bei zahlreichen Arten verschiedener Gattungen oder gar bei allen Wirbeltieren vorkommen.

Als Beispiel *artspezifischer Erkrankungen* sei hier auf einige Krankheiten des Menschen hingewiesen, für die wir beim Tier kein rechtes Analogon besitzen. Zum Teil läßt sich das Fehlen dieser Krankheiten bei Tieren auf anatomische und physiologische Besonderheiten des menschlichen Organismus zurückführen, zum Teil sind wir aber auch auf Vermutungen angewiesen.

So erklärt sich das Fehlen der *Entzündung des Wurmfortsatzes* bei den Haustieren ohne weiteres daraus, daß vielen Tierarten ein dem menschlichen Wurmfortsatz entsprechendes lymphatisches Anhangsgebilde des Darmes vollkommen fehlt. Außer bei den Primaten kommt ein typischer Wurmfortsatz nur noch bei gewissen Nagern, insbesondere beim Kaninchen vor. Bei den Anthropoiden kommt die Entzündung des Wurmfortsatzes häufig vor, beim Kaninchen fehlt sie dagegen. Vielleicht spielt beim Kaninchen die ganz andere Art der Ernährung und die damit verbundene Darmflora dabei eine besondere Rolle. Die *Gicht* als Harnsäurediathese kommt bei unseren Haussäugetieren nicht vor, weil letztere ein Ferment, die Urikase, besitzen, das die entstehende Harnsäure sofort in Allantoin überführt; der Harn der Haussäuger enthält daher normal auch niemals Harnsäure. Schwieriger ist es schon, das Fehlen der *Gallensteinkrankheit* und der *kallösen Magengeschwüre* zu erklären. Geschwürige Veränderungen der Magenschleimhaut kommen auch bei Tieren gelegentlich vor, aber sie heilen regelmäßig in kurzer Zeit. Nach H. K. BAUER ist das typische, chronische Ulcus ventriculi eine für den Menschen spezifische Erkrankung. Steinbildungen in den Gallenwegen treten auch bei Tieren gelegentlich auf, doch sind Cholesterinsteine dabei sehr selten. Irgendwelche schweren Folgen rufen diese Gallensteine der Tiere aber so gut wie niemals hervor. Die *Arteriosklerose* konnte bis heute bei Säugetieren überhaupt noch nicht nachgewiesen werden. Lediglich bei 50 bis 60 Jahre alten Papageien hat man vereinzelt an der Aorta Veränderungen gefunden, die denen der Arteriosklerose des Menschen an die Seite gestellt werden können. Auch der Schlaganfall ist ein bei Tieren unbekanntes Krankheitsbild.

Bei diesen artspezifischen Erkrankungen, die man bei allen Tierarten antreffen kann, muß man ursächlich entweder mit Besonderheiten im anatomischen Bau bzw. der Reaktion des Organismus rechnen, oder es handelt sich um Krankheitsursachen, die ausschließlich bei der betreffenden Art einwirken. Die artspezifischen Krankheiten bereiten der Forschung die größten Schwierigkeiten, weil man den Kleintierversuch bei ihnen gar nicht oder doch nicht in dem Umfang einsetzen kann, wie bei anderen Krankheiten. Für die vergleichende Pathologie sind diese artspezifischen Krankheiten wenig ergiebig, weil jede artspezifische Krankheit sozusagen einen Sonderfall darstellt.

Im Gegensatz hierzu werden Krankheiten, die bei zahlreichen, verschiedenen Arten und Gattungen auftreten, für die vergleichende Pathologie besonders wichtig sein, weil sie uns die Möglichkeit bieten, ein und dieselbe Krankheit unter wechselnden Verhältnissen zu studieren. So gibt es eine große Zahl von belebten Krankheitserregern, die für eine ganze Reihe von Tierarten pathogen sind oder deren Erreger, wie DOERR es einmal ausgedrückt hat, ein breites Infektionsspektrum besitzen. Ich verweise hier als Beispiel nur auf die *Tuberkulose*, die praktisch bei allen Säugetieren und Vogelarten vorkommt, ferner auf die *Pockenkrankheit* der Säuger und Vögel, auf den *Milzbrand*, die *Tollwut*, die durch *bipolare Bakterien* hervorgerufenen Septikämien, die Geschwülste und die leukämischen Erkrankungen. Derartige Krankheiten sind entwicklungsgeschichtlich viel älter als die artspezifischen Krankheiten. Damit steht in Einklang, daß die betreffenden Krankheiten bei den verschiedenen Tierarten unter ähnlichen Krankheitsbildern verlaufen, daß zum mindesten gewisse Grundzüge des Krankheitsbildes, wenn auch mehr oder weniger modifiziert, immer wieder nachweisbar sind.

Wenn wir z. B. feststellen können, daß die Erreger der *Bipolarenseptikämien* stets eine auffällige Affinität zum Respirationsapparat zeigen und häufig mit Lungenentzündungen einhergehen, ganz gleich, ob es sich um die Wild- und Rinderseuche, die Büffelseuche, die Renntierpest, die Kaninchenseptikämie, die Geflügelcholera oder die menschliche Pest handelt, dann dürfen wir hierin genau so eine Grundeigenschaft der Bipolarenseptikämie erblicken wie in den stets nachweisbaren miliaren Nekrosen in Milz und Leber. Dagegen wird eine eitrige Einschmelzung der Lymphknoten, wie man sie bei der menschlichen Bubonenpest antrifft, bei den Bipolareninfektionen der Tiere nicht beobachtet. Auch die durch die Erreger der *Coli-Typhusgruppe* hervorgerufenen Krankheiten treten bei vielen Tierarten auf. Fast immer handelt es sich um Jungtierkrankheiten, regelmäßig kommt es in Leber, Milz, Nieren und Knochenmark zur Entwicklung zelliger Knötchen, die in ihrem Aufbau weitgehend mit den Typhusknötchen des Menschen übereinstimmen. Immer handelt es sich primär um Darmerkrankungen, häufig spielen bei der Weiterverbreitung „Dauerausscheider“ eine wichtige Rolle.

Von größter praktischer Bedeutung unter diesen Erkrankungen ist eine Reihe infektiöser Erkrankungen der Tiere, die auch auf den Menschen übergehen können, und die man seit langem als *Zoonosen* bezeichnet. Ihre Zahl ist größer als man gemeinhin annimmt und nimmt ständig zu. Erst in allerletzter Zeit sind z. B. die Bangsche Krankheit, die Psittakose, die Tularämie, die Toxoplasmose und gewisse Leptospirosen neu hinzugekommen. Gerade bei den Zoonosen zeigt sich am deutlichsten, wie wichtig eine gründliche Kenntnis der tierischen Krankheiten auch für die Humanmedizin ist.

Es wird Aufgabe einer vergleichenden Pathologie sein, diejenigen Krankheiten der höheren Tiere, die sich sowohl ätiologisch als auch in ihren Erscheinungen als zusammengehörig oder doch als nahe verwandt zu erkennen geben, in Gruppen zusammenzufassen und vergleichend zu bearbeiten.

Für das Verständnis des menschlichen Fleckfiebers (Typhus exanthematicus) wäre sicherlich viel gewonnen, wenn die ähnlich verlaufenden Rickettsiosen des Hundes und Rindes in Afrika bereits genauer untersucht worden wären.

Derartige Untersuchungen sind nicht nur für das wissenschaftliche Verständnis der Krankheiten von großem Wert, ihnen kann auch praktisch eine große Bedeutung zukommen. Man kann unter Umständen eine Tierkrankheit als *Modell* der homologen menschlichen Krankheit benutzen und an ihr experimentell arbeiten. So hat man bekanntlich bei der chemotherapeutischen Bearbeitung des Malariaproblems mit großem Erfolg die Vogelmalaria als Parallelkrankheit der menschlichen Malaria benutzt.

Die vergleichende Pathologie wird natürlich nicht nur nach dem Gemeinsamen im Bilde homologer Krankheiten zu suchen haben; sie wird sich umgekehrt auch für die *Unterschiede* interessieren müssen, die ein und dieselbe Krankheit bei den verschiedenen Tierarten aufweist.

Als Beispiel können wir die bei allen Säugetieren und Vögeln vorkommende *Tuberkulosekrankheit* wählen. Die Erreger sind bei den einzelnen Tierarten so nahe miteinander verwandt, daß man sie als Varianten ein und derselben Art ansehen kann. Wir treffen beim Tier die gleichen Infektionswege wie beim Menschen an. Immer neigt die Krankheit zu einem chronischen Verlauf. Stets kommt es an der Infektionsstelle zu einem Primärkomplex, von dem aus es zu einer Generalisation kommt. Auch die Überempfindlichkeit gegenüber dem Tuberkulin läßt sich stets nachweisen.

Die vergleichende Pathologie wird im Fall der Tuberkulose zu untersuchen haben, warum bei einer Tierart Verkalkungen auftreten, bei einer anderen wieder nicht, warum die eine Tierart Riesenzellen bildet, die andere wieder nicht. Sie wird ferner der Frage nachzugehen haben, ob zwischen der Erscheinungsform der Tuberkulose und der Ausdehnung des lymphatischen und des myoloischen Gewebes oder der Reaktionsfähigkeit des retikulo-endothelialen Systems oder der Eigentümlichkeit des Körpers bei Entzündungen vorwiegend flüssig oder vornehmlich gerinnende Exsudate zu bilden, oder der Art der Ernährung (Herbivoren, Omnivoren, Carnivoren) bestimmte Zusammenhänge nachweisbar sind. Es wäre z. B. wichtig, zu wissen, wie sich das tuberkulöse Geschehen in einem Organismus mit stark verringertem Stoffwechsel und herabgesetzter Temperatur, also z. B. bei einem im Winterschlaf befindlichen Säugetier auswirkt. Erst wenn man die Tuberkulose von der breiten Basis der vergleichenden Pathologie aus betrachtet, wird man für diese Krankheit das richtige Verständnis gewinnen können.

Derartige Überlegungen lassen sich auch für viele andere Krankheiten anstellen. Ich verweise z. B. auf die Virusencephalitiden des Menschen und der Tiere, auf die Kropfkrankheit von Mensch und Tier, auf die Leberzirrhosen, auf die Gruppe der leukämischen Erkrankungen oder auf die bei allen Haussäugern im Jugendalter auftretenden infektiösen Bronchopneumonien, die durch pneumotrope Virusarten in Verbindung mit gewissen Sekundärinfektionen verursacht werden.

Fassen wir das Ergebnis unserer Betrachtungen zusammen, dann kann man wohl sagen, daß wir in der medizinischen Forschung heute an einem Punkt angekommen sind, wo sich eine vergleichende Erforschung der Krankheiten beinahe von selbst aufdrängt. Es kann nicht bestritten werden, daß besonders in Kreisen der Humanmedizin heute schon ein großes Interesse für Fragen der vergleichenden Pathologie besteht, was man bei Durchsicht des neuzeitlichen medizinischen Schrifttums ohne weiteres feststellen kann. Vorausgegangen ist auf diesem Gebiet die Anatomie und Histologie, die sich bereits in großem Umfange Fragen der vergleichenden Anatomie zugewandt hat. Leider sind unsere pathologischen Institute sowohl bei der Human- als auch bei der Veterinärmedizin durch ihr eigentliches Arbeitsgebiet und ihre praktische Untersuchungstätigkeit so stark in Anspruch genommen, daß für eine vergleichende Arbeit größeren Umfanges nur sehr wenig Zeit übrigbleibt. Es gibt andererseits noch nirgends eine Forschungsstätte, die ausschließlich der vergleichenden Pathologie gewidmet wäre. Ohne ein solches Spezialinstitut ist aber ein wirklicher Ausbau der vergleichenden Pathologie nicht durchführbar.

Für die Einrichtung und die Arbeitsweise eines *Instituts für vergleichende Pathologie* müßten allerdings zwei Gesichtspunkte in den Vordergrund gestellt werden.

Der erste ist der, daß das Material für vergleichende pathologische Untersuchungen zum Teil sehr schwer zu erhalten ist. Daher muß ein Institut für vergleichende Pathologie besonderen Wert auf den Aufbau einer brauchbaren *Arbeitssammlung* legen. Während man tuberkulöse Veränderungen von Mensch, Rind und Schwein jederzeit erhalten kann, ist das gleiche Material von Affen, Pferden, Silberfüchsen, Büffeln, Katzen, Löwen schon schwerer zu beschaffen, und tuberkulös veränderte Organe vom Elefanten, der Giraffe, dem Känguruh oder dem Eisbären wird man nur ganz ausnahmsweise einmal erhalten können. Ein Institut für vergleichende Pathologie hätte daher zuerst einmal die Aufgabe, sich mit allen in Betracht kommenden Stellen, wie Zoologischen Gärten, Pelztierfarmen, Instituten für Wildkrankheiten, für Fischkrankheiten, Schlachthöfen usw., in Verbindung zu setzen, um allmählich zu einer zentralen Sammelstelle für derartiges Material zu werden.

Da auch die einschlägige *Literatur* oft schwer zu beschaffen ist, die Arbeiten auch oft an Stellen erscheinen, an denen man sie kaum erwartet, so muß das Institut auch die in Betracht kommende Literatur laufend verfolgen und nach bibliographischen Gesichtspunkten sammeln. Daß die Bibliothek auf eine möglichst vollständige Sammlung von Fachwerken und Separaten Wert legen muß, versteht sich von selbst. Das Institut müßte also nach ähnlichen Gesichtspunkten eingerichtet und geführt werden wie etwa ein zoologisches Museum.

Wenn mithin z. B. ein Nierenpathologe Genaueres über die bei Tieren bisher nachgewiesenen Nierenentzündungen wissen will, dann muß er Gelegenheit haben, an einem solchen Institut für vergleichende Pathologie nicht nur Präparate und histologische Schnitte von den verschiedenen Nierenentzündungen der einzelnen Tierarten durchzusehen, sondern es muß ihm auch Material für eigene Untersuchungen zur Verfügung gestellt werden können. Im Zettelkatalog des Instituts muß unser Forscher unter dem Stichwort: „Nephritis" die bisher auf diesem Gebiet erschienenen Publikationen vorfinden. Er muß gleichzeitig aus dem Katalog entnehmen können, ob er die Arbeit im Original im Institut einsehen kann oder wo er sie finden kann. Und schließlich muß das wissenschaftliche Personal des Instituts dem betreffenden Forscher beratend zur Verfügung stehen, wenn es sich um spezielle Fragen der Tierpathologie handelt.

Der *zweite*, wesentliche Gesichtspunkt ist der, daß es keinen Wissenschaftler geben wird, der das gesamte Gebiet der vergleichenden Pathologie vollkommen beherrschen kann. Dazu ist das Gebiet natürlich viel zu groß. Es wird daher wohl so sein, daß der Leiter eines solchen Instituts sich bei seiner Arbeit je nach seinen Neigungen auf das eine oder andere Teilgebiet beschränken wird. Andererseits ist es aber so, daß ein Humanpathologe, der bereits besondere Erfahrungen auf einem Teilgebiet, z. B. der Gehirnpathologie oder der Nierenpathologie, besitzt, auch ohne weiteres die entsprechenden Teilgebiete bei Tieren vergleichend mitbearbeiten kann, vorausgesetzt, daß ihm das entsprechende Material zur Verfügung gestellt wird, und daß er in allen sonstigen, für ihn wichtigen Fragen, soweit sie das Tier betreffen (Klinik, Bakteriologie) vom Institut beraten werden kann. Es muß also an einem Institut für vergleichende Pathologie auch eine Anzahl von *Arbeitsplätzen* vorhanden sein, die Wissenschaftlern verwandter Disziplinen zur Verfügung stehen, wenn sie eine bestimmte Frage ihres engeren Arbeitsgebietes vergleichend pathologisch untersuchen wollen. Gerade die Mitarbeit solcher Spezialisten würde voraussichtlich am meisten zum Ausbau der vergleichenden Pathologie beitragen.

Was schließlich die *technische Ausrüstung* des Instituts betrifft, so ist neben den üblichen Laboratorien eine Sektionshalle erforderlich, die auch die Zerlegung von Großtieren gestattet. Besondere Anforderungen sind an die Versuchstierräume zu stellen, da sie für die Unterbringung auch schwieriger zu haltender Versuchstiere geeignet sein müssen. Sie müssen also über sehr gute Heizungsvorrichtungen verfügen, leicht vergrößert oder verkleinert werden können; es müssen Vorrichtungen zum Anbringen von Klettervorrichtungen vorhanden sein usw. Der vergleichende Pathologe muß eben die Möglichkeit haben, sowohl mit Waschbären als auch mit Fledermäusen, mit Ziegen oder mit Känguruhs arbeiten zu können. Daß daneben entsprechend große Terrarien und Aquarien zur Haltung von Reptilien, Amphibien, Fischen, Krebsen und Muscheln nicht fehlen dürfen, bedarf wohl keiner Erwähnung. In bezug auf den Aufgabenkreis, Arbeitsweise und Einrichtung könnte ein Institut für vergleichende Pathologie in mancher Hinsicht mit den bekannten zoologischen Stationen verglichen werden.

Ich bin der festen Überzeugung, daß ein solches Institut für vergleichende Pathologie sehr bald sich allgemeiner Beliebtheit erfreuen und häufig in Anspruch genommen würde, ganz abgesehen davon, daß die vergleichende Pathologie dadurch eine wesentliche Förderung erfahren würde, nicht zum Nachteil der gesamten Medizin.

Literatur

ABEL, O. u. KYRLE, G.: Die Drachenhöhle bei Mixnitz. Wien 1931; Speläol. Monographien, Bd. 7 u. 8d.

BAUER: Dtsch. med. Wschr. **1920**, 1136.

v. BERTALANFFY, L.: Vom Molekül zur Organismenwelt. 2. A. Potsdam 1949.

DOBBERSTEIN, J.: (1938) Virchows Arch. 302, 1; derselbe (1949) Arch. f. Geschwulstforsch. 1, 54.

JOEST, E. u. ERNESTI, S.: (1946) Ztschr. f. Krebsforsch. **15**, 1.

LUCKÉ u. SCHLUMBERGER, H. G.: (1949) Physiolog. Reviews **29**, 91.

Bei Fragen zur Produktsicherheit wenden Sie sich bitte an:
If you have any questions regarding product safety,
please contact:

Walter de Gruyter GmbH
Genthiner Straße 13
10785 Berlin
productsafety@degruyterbrill.com